BEI GRIN MACHT SICH IHR WISSEN BEZAHLT

- Wir veröffentlichen Ihre Hausarbeit, Bachelor- und Masterarbeit

- Ihr eigenes eBook und Buch - weltweit in allen wichtigen Shops

- Verdienen Sie an jedem Verkauf

Jetzt bei www.GRIN.com hochladen und kostenlos publizieren

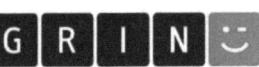

Das Geschäftsmodell der "retail clinics". Analyse des Leistungs-, Kunden- und Finanzmanagements

Lea Schneider

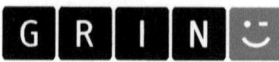

Bibliografische Information der Deutschen Nationalbibliothek:

Die Deutsche Nationalbibliothek verzeichnet diese Publikation in der Deutschen Nationalbibliografie; detaillierte bibliografische Daten sind im Internet über http://dnb.d-nb.de abrufbar.

ISBN: 9783389052549
Dieses Buch ist auch als E-Book erhältlich.

Druck und Bindung: Books on Demand GmbH, Norderstedt Germany
Gedruckt auf säurefreiem Papier aus verantwortungsvollen Quellen

Das vorliegende Werk wurde sorgfältig erarbeitet. Dennoch übernehmen Autoren und Verlag für die Richtigkeit von Angaben, Hinweisen, Links und Ratschlägen sowie eventuelle Druckfehler keine Haftung.

Das Buch bei GRIN: https://www.grin.com/document/1490786

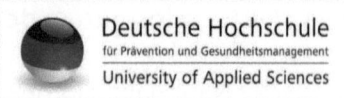

Hausarbeit

Name, Vorname	
Matrikelnummer	
Studiengang	Prävention und Gesundheitsmanagement
Studienmodul	Gesundheitsmanagment II
Termin Lehrveranstaltung (siehe Ergebnisdokumentation)	21.02.2024 – 23.02.2024
Aufgabe	Das Geschäftsmodell der „retail clinics"

Für eine bessere Lesbarkeit wird auf die Verwendung der Sprachformen männlich, weiblich und divers verzichtet. Die in dieser Hausarbeit erwähnten Personenbezeichnungen beziehen sich gleichermaßen auf alle Geschlechter.

Inhaltsverzeichnis

1 KONZEPTIONELLE BEZUGSRAHMEN 3

1.1 Geschäftsmodellansatz 3

1.2 Analyse nach Sachfunktionen 5

2 GRUNDLEGENDE ASPEKTE VON „RETAIL CLINICS" 7

2.1 Definition und Angebot 7

2.2 Entwicklung und Marktsituation 8

3 LEISTUNGSMANAGEMENT VON „RETAIL CLINICS" 8

3.1 Strukturqualität 8

3.2 Umfang der Leistungserbringung 9

4 KUNDENMANAGEMENT VON „RETAIL CLINICS" 10

4.1 Zielgruppe 11

4.2 Text für ein Hinweisschild 11

4.3 Wettbewerbsvorteilsstrategien 12

5 FINANZMANAGEMENT VON „RETAIL CLINICS" 13

5.1 Erlössystematik 13

5.2 Kostenstruktur 13

6 ÜBERTRAGUNG DER „RETAIL CLINICS" INS DEUTSCHE SYSTEM. 14

6.1 Chancen und Schwierigkeiten 14

6.2 Akteure und Motive 16

6.3 Vergleichbare Konzepte in Deutschland? 17

7 LITERATURVERZEICHNIS 18

8 ABBILDUNGSVERZEICHNIS 19

1   Konzeptionelle Bezugsrahmen

Die vorliegende Hausarbeit beschäftigt sich mit dem Geschäftsmodell der „retail clinics".
Dabei stehen unter anderem der Geschäftsmodellansatz, die Analyse nach Sachfunktionen, das Leistungsmanagement und das Kundenmanagment im Fokus der Untersuchung.
Außerdem wird diskutiert, inwiefern das Modell der „retail clinics" in das deutsche Gesundheitssystem übertragbar ist.

1.1   Geschäftsmodellansatz

Der Geschäftsmodellansatz geht davon aus, dass jeder erfolgreiche Betrieb auf einem
funktionierenden Geschäftsmodell basiert. Dabei werden fünf Teilmodelle unterschieden
und es gibt eine Einteilung in die Organisations- bzw. Leistungserbringer-Seite und die
Markt- bzw. Anforderungs-Seite (siehe Abbildung 1). Auf ersterer sind das Ressourcenmodell und das Kostenmodell zu verordnen und auf der anderen Seite das Marktmodell
und das Erlösmodell. Zusätzlich wird unterschieden in die Sach-Ebene mit dem Ressour-
cen- und Marktmodell und die Formalebene mit dem Kosten- und Erlösmodell. Im Mit-
telpunkt dieser vier Bestandteile steht die Leistung. Alle Bereiche sind miteinander ver-
bunden (Busse, Schreyögg & Stargardt, 2022, S. 282 ff.)

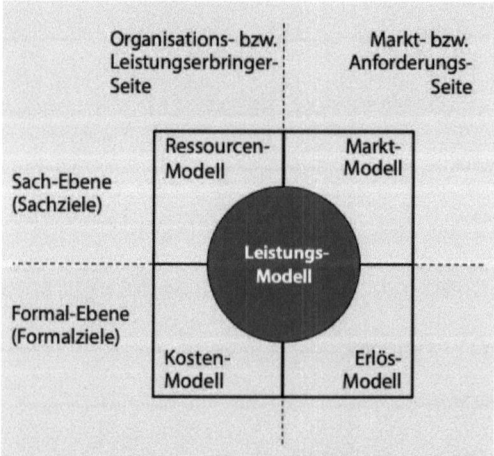

Abb. 1 Vereinfachte Struktur von Geschäftsmodellen (Busse,
Schreyögg & Stargardt, 2022, S. 283).

Im Zentrum steht das Leistungsmodell, bei dem es um den Kern der erbrachten Leistungen auf der Sach-Ebene und der Formal-Ebene geht. Das Leistungsmodell greift, wie der Abbildung 1 zu entnehmen ist, in alle anderen Modelle ein. Die Leistungserbringung umfasst bezüglich der Sachziele die Erläuterung des geleisteten Nutzens sowie die Formalziele in Form der wirtschaftlichen Aspekte der Leistungserbringung (Busse et al., 2022, S. 282 f.). Das Ressourcenmodell beschäftigt sich mit den sachlichen Faktoren, die die Basis der Leistungsfähigkeit bilden. Hierzu zählen die technischen und personellen Ressourcen. Es geht darum, interne Prozesse aber auch Kooperationen und Beziehungen, die die Leistungserbringung fördern, festzuhalten (Busse et al., S. 283). Im Gesundheitsbereich ist es wichtig, den vereinbarten Leistungsprozess und die damit einhergehende Ablauforganisation klar zu definieren. An einer erfolgreichen Behandlung ist oftmals ein interdisziplinäres Team aus Ärzten, Pflegepersonal und weiteren Leistungserbringern, die gut aufeinander abgestimmt sein müssen, beteiligt (Busse et al., S. 86).

Auf der Formal-Ebene werden die Aspekte des Ressourcenmodells in ein Kostenmodell übertragen und dadurch sämtliche Kosten betrachtet, die im Rahmen der Leistungsproduktion entstehen (Busse et al., S. 283). Dazu zählen beispielsweise Kosten für das Personal, die technische Ausstattung und den Organisationsprozess (Busse et al., S. 14). Die zentrale Frage beim Marktmodell ist, welche Nachfrage von der Kundenseite aus besteht. Es geht darum festzustellen, welche Bedürfnisse die Nutzer dazu bewegen, eine Leistung oder ein Produkt in Anspruch zu nehmen. Hierfür werden verschiedene Nachfragemodelle herangezogen. Das Erlösmodell beschreibt das Übertragen des Nachfrageverhaltens und der Zahlungsmöglichkeiten von den potenziellen Kunden in daraus resultierende Einnahmen (Busse et al., S. 283). Im deutschen Gesundheitssektor geschieht die Finanzierung vorrangig über die gesetzlichen Krankenkassen, die private Krankenversicherung sowie die gesetzliche Unfallversicherung, Rentenversicherung und Pflegeversicherung. Durch die vielen Ausgabenträger und damit einhergehenden Geschäftsbeziehungen können die erbrachten Leistungen und die damit verbundenen Kosten oftmals nicht parallel bestimmt werden (Busse et al., S. 3).

Für die Unternehmensanalyse werden alle fünf beschriebenen Modelle zusammen betrachtet. Für die Leistungserbringung ist, wie aus den Erläuterungen hervorgeht, ein Zusammenspiel von den Anforderungen und der Leistungserbringung sowie den Sachzielen und Formalzielen entscheidend (Busse et al., S. 283).

1.2 Analyse nach Sachfunktionen

Für die Analyse nach Sachfunktionen werden alle organisatorischen Aufgaben des Managments in Teilbereiche gegliedert. Die einzelnen Sachfunktionen sind das Leistungsmanagment, das Kundenmanagment, das Finanzmanagement, das Personalmanagement und das Informationsmanagement (Busse et al., 2022, S. 4 ff.). Innerhalb von jedem Bereich können Managmententscheidungen getroffen werden und Freiheitsgrade geben Aufschluss darüber, wie vielen gesetzlichen Vorgaben jede einzelne Sachfunktion unterliegt und wie groß damit die Einflussmöglichkeiten sind (Busse et al., S. 534). Genauere Erläuterungen erfolgen anhand der Freiheitsgrade im Leistungsmanagement, Kundenmanagment und Finanzmanagement eines niedergelassenen Arztes bevor begründet wird, welcher Bereich die meisten Freiheitsgrade hat.

Bezüglich des Leistungsmanagments hat ein Arzt mit einer Approbation die Freiheit, seinen Beruf auszuüben (Busse et al., S. 97). Die kassenärztliche Vereinigung erlaubt jedoch nur eine bestimmte Anzahl an Vertragsärzten je Region und dadurch besteht eine Abhängigkeit des Arztes von der kassenärztlichen Vereinigung. Ist ein Ort gefunden, so hat der Arzt verschiedene Niederlassungsformen zur Auswahl. Diese reichen von einer Einzelpraxis über eine Gemeinschaftspraxis bis zu der Niederlassung innerhalb eines medizinischen Versorgungszentrums und jede Art bestimmt maßgeblich die Leistungserbringung (Busse et al., S. 99 ff.). In der Ausbildung kann der Arzt die Facharztweiterbildung zunächst frei wählen. Um allerdings später mit den gesetzlichen Krankenkassen abrechnen zu können, bedarf es der Erfüllung weiterer Vorgaben. Neben der entsprechenden Eignungsprüfung ist die Berufsausführung als Facharzt nur möglich, wenn in der Bevölkerung auch ein Bedarf an der jeweiligen Facharztrichtung besteht. Die Behandlung unterliegt im Weiteren klar definierten gesetzlichen Vorgaben zur Qualitätssicherung (Busse et al., S. 17 ff.). Darüber hinaus gibt es Gesetze wie das Infektionsschutzgesetz, das Medizinproduktgesetz, das Gesundheitsdienstgesetz und weitere, die bei dem Betreiben einer Praxis eingehalten werden müssen, denn nur dann können die Ärzte ihre Leistungen bei den Krankenkassen in Rechnung stellen (Busse et al., S. 103 ff.). Diese Gegebenheiten begrenzen die Entscheidungsfreiheit des Arztes im Leistungsmanagement.

Bei dem Kundenmanagent gibt es gesetzliche Vorgaben, die vorwiegend auf der Musterberufsordnung, dem Heilmittelwerbegesetz und dem Gesetz gegen unlauten Wettbewerb beruhen. Zunächst hat der Arzt die Freiheit, die Praxisräume so zugestalten, dass sie eine einwandfreie Behandlung ermöglichen, aber auch einladend sind und dass die Praxis im Allgemeinen gut erreichbar ist und über ausreichend Parkplätze verfügt (Busse et al., S.

274 f.). Von der Arztpraxis darf keine klassische Eigenwerbung ausgehen und es darf kein Vergleich mit anderen Praxen stattfinden (Busse et al., S. 270). Das Kundenmamangement bedient sich der Möglichkeit, über die Praxishomepage die Patienten zu informieren. Hierbei gilt es, die Praxisschwerpunkte und Neuigkeiten, die Öffnungszeiten und die Telefonnummer sowie eine Anfahrtsbeschreibung für Patienten leicht zugänglich zur Verfügung zu stellen (Busse et al., S. 277). Als weitere Maßnahme, die die Praxisleitung im Sinne eines gelungenen Kundenmanagements entscheiden kann, ist das Einsetzen von freundlichem und entsprechend qualifiziertem Personal. Die Kommunikation zwischen dem Fachpersonal und den Patienten spielt auch eine entscheidende Rolle bei der Kundenbindung. Hier bieten sich unter anderem die Möglichkeiten, attraktive Zusatzleistungen wie ansprechende Praxisöffnungszeiten und eine Telefonsprechstunde anzubieten oder Terminerinnerungen einen Tag vor einem Termin zu verschicken. Zudem sind barrierefreie Lösungen für taubstumme oder nichtdeutschsprachige Personen ein mögliches Instrument des Kundenmanagements und der Kundenbindung, die gleichermaßen für einen guten Ruf sorgen können (Busse et al., S. 273 f.). Trotz der aufgezeigten Möglichkeiten ist das Kundenmanagment eine Sachfunktion mit begrenzter Freiheit. Die Einflussmöglichkeiten beruhen vor allem auf einer Qualitätssicherung der angebotenen Leistung und der räumlichen Vorraussetzungen sowie einer Optimierung der Prozesse einschließlich der einwandfreien und missverständnislosen Kommunikation mit den Patienten.

Das Finanzmanagement beinhaltet alle Maßnahmen, die die Liquidität eines Unternehmens sicherstellen und das Unternehmen dadurch handlungsfähig halten (Busse et al., S. 343). Die Niederlassungsform steht in großem Zusammenhang mit dem Finanzmanagement. Durch das Praktizieren in Praxisgemeinschaften, Gemeinschaftspraxen und medizinischen Versorgungszentren und damit die Möglichkeit zum Abschließen von Kooperationen, kann mit weniger Ressourcen effizienter gearbeitet werden. Ein Beispiel ist eine Praxisgemeinschaft, die finanzielle Vorteile aufgrund der gemeinsamen Nutzung der Räume, Geräte und weiterer Materialien bietet. Bei dieser Form hat jeder Arzt seine eigenen Patienten und es wird getrennt voneinander abgerechnet (Kassenärztliche Bundesvereinigung, 2024).

Ergänzend besteht im Bereich des Finanzmanagements die Möglichkeit, Tätigkeiten outzusourcen. Wird zum Beispiel die praxiseigene Homepage von externem Personal gepflegt, dann haben die eigenen Angestellten mehr Zeit für andere Aufgaben (Busse et al., 2022, S. 407).

Das Finanzmanagement ist von den drei erläuterten Sachfunktionen jene mit den meisten Freiheitsgraden, denn es gibt viele Kostenfaktoren, die der Arzt innerhalb einer Praxis lenken kann. Dazu zählen die Praxismiete, die Gestaltung der Räume, die Miete oder der Kauf der Ausstattung sowie jeglicher medizinischer Geräte und Materialien, die Energiekosten und das Erlangen von Versicherungsprämien. Zusätzlich hat der Arzt die Möglichkeit, im Bereich der Personal- und Fortbildungskosten mittels spezifischer Managemententscheidungen die Ausgaben und Einnahmen zu beeinflussen. Durch Investitionen kann beispielsweise das Personal geschult oder die Praxisausstattung verbessert werden (Busse et al., S. 404 f.). Im Bereich der Einnahmen bietet sich die Möglichkeit, ergänzend zu dem praxisspezifischen Regelleistungsvolumen, in dessen Rahmen abgerechnet werden darf, Einnahmen über Qualifikationsgebundene Zusatzvolumina zu erwirtschaften. Dies ist durch die Qualifikation zum Ausführen besonderer Leistungen wie beispielsweise der Akupuntur möglich (Busse et al., S. 400 f.). Diese Maßnahmen beeinflussen das Leistungsangebot und die Patientenzufriedenheit und greifen damit in die Sachfunktione des Kundenmanagements über (Busse et al., S. 410). Abschließend wird festgehalten, dass das Finanzmanagement aufgrund der erläuterten Entscheidungsfreiheiten die Sachfunktion mit den meisten Freiheitsgraden ist.

2   Grundlegende Aspekte von „retail clinics"

2.1   Definition und Angebot

Die sogenannten „retail clinics" sind eine Klinikform, die es in den USA gibt. Dabei leisten Drogerien und Supermarktketten medizinischen Rat und werben mit einer schnellen und preiswerten Behandlung gemäß dem Motto „You´re sick. We´re quick." (Gerste, 2007). Die Öffnungszeiten erstrecken sich einschließlich des Wochenendes über eine große Zeitspanne bis in den Abend und die Angelegenheiten werden innerhalb weniger Minuten geklärt. Das Angebot ist begrenzt und eine Tafel informiert über die landesweit einheitlichen Leistungen, wobei sich das standardisierte Leistungsspektrum an eine fest definierte Zielgruppe richtet. Die Preise sind vorab festgelegt und transparent und werden nicht erst in Abhängigkeit von dem individuellen Leistungsbedarf entschieden. Die Kosten sind verhältnismäßig gering, aber die Bevölkerung bekommt trotzdem eine qualitativ gute Versorgung. In den „retail clinics" finden kleinere Behandlungen statt und es stehen präventive Maßnahmen zur Verfügung. „Retail clinic" kann mit „Einzelhandelsklinik" übersetzt werden und das wird dadurch deutlich, dass die Aufmachung und das Marketing der Versorgungseinrichtungen an Einzelhandelsgeschäfte und Fast-Food-Ketten, in denen der Nachfrager schnell und günstig eine Leistung bekommt, erinnern (Gerste, 2007).

2.2 Entwicklung und Marktsituation

Anders als in Deutschland gibt es in den USA keine Krankenversicherung für alle Personen, sondern jeder Bürger kann sich freiwillig privat versichern und viele Menschen müssen für ihre medizinische Versorgung selber aufkommen. Ältere Menschen können eine staatliche Unterstützung (Medicare) beziehen und Menschen mit einem geringen Einkommen ebenfalls (Medicaid). Als drittes staatliches Programm gibt es „Tricare" für gegenwärtige sowie ehemalige Mitglieder des amerikanischen Militärs und deren Angehörige. Da diese Programme nicht für die gesamte Bevölkerung zugänglich sind, ist nur ungefähr ein Drittel der Bevölkerung staatlich krankenversichert (The American Dream, o. J.). Problematisch erscheint hier, dass eine flächendeckende Versorgung der Bevölkerung nicht ausnahmslos gewährleistet werden kann.

Die „retail clinics" bieten für unkomplizierte medizinische Angelegenheiten eine günstige und weit verbreitete Möglichkeit der medizinischen Versorgung. Ungefähr 35 % der städtischen US-amerikanischen Bevölkerung erreicht eine „retail clinic" innerhalb von 10 Minuten. Die erste „retail clinic" eröffnete 2000 und seitdem steigt die Anzahl der „retail clinics" von Jahr zu Jahr. Bereits innerhalb der ersten 10 Jahre eröffneten 1 200 Einzelhandelspraxen. 2014 befanden sich 74 % aller 2 737 „retail clinics" im Süden und Westen der USA. Dennoch ist kritisch zu betrachten, dass die „retail clinics" in Bereichen, die ohnehin eine schwächere medizinische Infrastruktur aufweisen, ebenfalls weniger häufig vorkommen (RAND Corporation, 2016).

3 Leistungsmanagement von „retail clinics"

3.1 Strukturqualität

Im Folgenden geht es darum, die Strukturqualität einer „retail clinic" zu erläutern und mit einer deutschen Arztpraxis zu vergleichen. Die Strukturqualität definiert die Rahmenbedingungen, die für die medizinische Versorgung bestehen. Unter anderem sind dies die Personalressourcen, die Arbeitsgeräte, die Infrastruktur und die finanziellen Ressourcen.

Eine gute Strukturqualität ermöglicht durch das Erfüllen aller Voraussetzungen für eine qualitativ hochwertige Leistungserbringung eine hohe Prozess- und Ergebnisqualität (Busse et al., 2022, S. 15). Bei den Personalressourcen ist vor allem auf die Ausbildungen und Qualifikationen von den Mitarbeitern zu achten. Hierbei ist zu erwähnen, dass in den „retail clinics" keine Ärzte arbeiten, sondern sogenannte „nurse practitioners", die mit den Pflegekräften im deutschen System vergleichbar sind. Das erklärt, wieso sich die Behandlungen auf kleinere, unkomplexe Eingriffe begrenzen (Bachrach, Frohlich, Garcimonde & Nevitt, 2015). In Deutschland ist eine Approbation als Arzt die Vorraussetzung für die Ausführung solcher Tätigkeiten. Trotzdem arbeiten in Deutschland zusätzlich Pflegkräfte, die den Arzt in seinem Handeln unterstützen (Busse et al., S. 481 ff.).

Ein weiterer Aspekt der Strukturqualität, der darüber hinaus den möglichen Leistungsumfang bestimmt, ist die technische Ausstattung der „retail clinics" beziehungsweise der deutschen Arztpraxen. Die amerikanischen Einrichtungen verfügen ausschließlich über die Geräte und Materialien für die kleinen, standardisierten Behandlungen (RAND Corporation, 2016). In Deutschland erfolgen Investitionen in medizinische Geräte in Abhängigkeit davon, ob sie die Tätigkeit des jeweiligen Arztes optimal unterstützen und den Bedürfnissen der Patienten gerecht werden. Dabei wird auch der finanzielle Aspekt der Anschaffung bestimmter Geräte berücksichtigt (Busse et al., S. 409). Weiterhin gibt es noch Fachärzte, die dann über eine spezifischere Ausstattung als die Hausärzte verfügenen. Allerdings müssen die Fachärzte gemäß gesetzlicher Vorgaben die Erlaubnis und Zulassung zur Ausführung ihrer Tätigkeit haben (Busse et al., S. 119 f.).

Bezüglich der Infrastruktur gibt es auch Unterschiede, denn die „retail clinics" liegen meist in Einkaufszentren oder in Anbindung an Supermärkte, Drogerien oder Apotheken. Dadurch sind sie sehr gut erreichbar und die Nutzer können den Besuch in der „retail clinic" mit anderen Tätigkeiten verbinden (Bachrach et al., 2015). In Deutschland muss der Arzt selber die Räumlichkeiten für eine Niederlassung innerhalb von Bedarfsregionen finden und diese ausbauen lassen. Dafür stehen mehrere Praxismodelle von einer Einzelpraxis über eine Gemeinschaftspraxis bis zu der Niederlassung innerhalb eines medizinischen Versorgungszentrums zur Verfügung (Busse et al., S. 438). Die infrastrukturelle Anbindung einer Praxis kann folglich stark varriieren.

3.2 Umfang der Leistungserbringung

Die Leistungen der „retail clinics" werden an festen Standorten erbracht. Möglich sind hier Supermärkte, Apotheken und Drogeriemärkte. In den „retail clinics" arbeiten anstelle von Ärzten Gesundheitspfleger, weshalb das Angebot sich vorwiegend auf einfache medizinische Leistungen und Präventionsleistungen begrenzt (Bachrach et al., 2015). In den „retail clinics" erfolgen keine Operationen. Die Leistung, die erbracht werden kann, ist klar festgelegt und standardisiert und richtet sich nach einer festen Ablauforganisation, wodurch die Behandlungszeiten möglichst gering gehalten werden. Rund 90 % der Behandlungen in „retail clinics" sind präventive Maßnahmen wie Impfungen, Sportuntersuchungen und vorbeugende Fett- sowie Diabetesscreenings. Von den 10 % der Behandlungen aufgrund von unkomplexen, aber akuten Erkrankungen sind widerum rund 60 % durch Atemwegsinfektionen bedingt. Zu dem Leistungsangebot von „retail clinics" zählt außerdem die Behandlung von Innenohrentzündungen, Bindehautentzündungen und Harnwegsinfektionen (RAND Corporation, 2016). Wie in einem Einkaufsgeschäft werden die Leistungen ohne einen zuvor ausgemachten Termin wahrgenommen und durch die kurzen Behandlungszeiten entstehen keine langen Wartezeiten. Das Angebot ist an den Wochentagen bis in den Abend und auch am Wochenende verfügbar. Außerdem sind die Preise vor der Behandlung festgelegt und transparent einsehbar (Terry, 2019).

Allgemein kann festgehalten werden, dass das Angebot geringer ist als in Hausarztpraxen und Krankenhäusern. Dadurch ist auch der Bereich der Kundenstruktur verändert und dies wird durch die nachfolgende Betrachtung des Kundenmanagements deutlich.

4 Kundenmanagement von „retail clinics"

Das Kundenmanagement betrifft die Planung, Durchführung und Kontrolle der Beziehungen zwischen den Kunden und dem Unternehmen (Busse et al., 2022, S. 222). Hier entsteht die Frage, ob es sich im Gesundheitsbereich um Patienten oder um Kunden handelt und damit, ob die Bezeichnung Kundenmanagement überhaupt passt. Der Duden definiert einen Kunden als „… Person, die [regelmäßig] eine Ware kauft oder eine Dienstleistung in Anspruch nimmt …" (Duden, 2024). Zu Klärung der Frage definieren die nächsten Kapitel die Zielgruppe der „retail clinics", es wird erklärt, wieso die Benennung als Kunde passend ist und darauf eingegangen, welche Wettbewerbsvorteile eine „retail clinic" hat.

4.1 Zielgruppe

Die Leistungen, die eine „retail clinic" erbringt sind nicht mit denen einer klassischen Arztpraxis oder eines Krankenhauses vergleichbar. Das standardisierte Angebot sieht keine komplexen Behandlungen vor, wodurch sich die Zielgruppe auf Personen mit leichten Beschwerden und Personen, die eine Erkrankung vorbeugen wollen, beschränkt. Mit 90 % machen den größten Teil der erbrachten Leistungen innerhalb von „retail clinics" präventive Maßnahmen aus (RAND Corporation, 2016). Laut einer Umfrage haben 7 % aller Amerikaner schon mindestens einmal das Angebot einer „retail clinic" genutzt (Gerste, 2007). Bezüglich der Altersstruktur wird die „retail clinic" vorwiegend von jungen Erwachsenen genutzt. Zwischen 2000 und 2007 machte die Bevölerung im Alter von 18 bis 44 Jahren 43 % aller Besucher aus. Außerdem zu der Zielgruppe gehören Personen, die kurzfristig einen medizinischen Rat brauchen. Die „retail clinics" liegen an gut erreichbaren Standorten, es ist kein Termin notwendig, die Wartezeiten sind kurz und die Behandlung erfolgt schnell (RAND Corporation, 2016). Die Zielgruppe bezahlt die Leistungen zum großen Teil selber. Unkomplexe Behandlungen können in „retail clinics" günstig durchgeführt werden und deswegen nutzen viele unversicherte und preisebewusste Personen das Angebot (Mehrotra et al., 2009).

Zusammengefasst sind die Zielgruppe vor allem jüngere Leute und Personen, die die „retail clinics" durch die günstigen Kosten und die spontane Erreichbarkeit bevorzugen.

4.2 Text für ein Hinweisschild

Aufbauend auf den bisher erläuterten Hintergründen zu den „retail clinics" wird im Folgenden diskutiert, ob die Nutzer bei der Formulierung eines Hinweisschildes als „Liebe Patienten" oder „Liebe Kunden" angesprochen werden sollten. Zuerst sei gesagt, dass das Angebot von Menschen wahrgenommen wird, die entweder erkrankt sind oder eine Erkrankung vorbeugen wollen. Die Inanspruchnahme aufgrund einer Erkrankung spricht für die Ansprache als Patienten, wobei die Nutzung als präventive Maßnahme für die Bezeichnung als Kunde spricht und die präventiven Dienste machen 90 % aus (RAND Corporation, 2016). Bei genauerer Betrachtung des Leistungsmanagements der „retail clinics" (vgl. Kap. 3) fällt außerdem auf, dass dieses dem Leistungsmanagement von einem Einzelhandelsgeschäft sehr ähnlich ist. Hierfür sprechen die vorab festgelegten und transparenten Preise sowie das standardisierte Angebot. Ergänzend gibt es einen Preiswettbewerb. Die Preise innerhalb der verschiedenen Standorte sind einheitlich festgelegt, aber insgesamt heben sich die „retail clinics" auf dem Markt durch das Werben mit günstigen Preisen von den anderen Anbietern ab (Mehrotra, 2009). Das Marketing erinnert an das von Fast-Food-Ketten (Gerste, 2007). Zusätzlich kommt ein Großteil der Bevölkerung selber für die entstehenden Kosten auf (RAND Corporation, 2016). Diese Punkte führen bei erneuter Betrachtung der zu Beginn des Kapitel 4 gemäß des Duden zitierten Definition für einen Kunden zu der Entscheidung, dass die Ansprache als „Liebe Kunden" sinnvoll.

4.3 Wettbewerbsvorteilsstrategien

Um Wettbewerbsvorteile zu erlangen, muss die Unternehmensstrategie regelmäßig hinsichtlich ihres Erfolges überprüft werden (Busse et al., 2022, S. 536). Inwiefern die „retail clinics" Vorteile gegenüber ihren Wettbewerbern auf dem Gesundheitsmarkt haben und sich dadurch von den anderen Akteuren abheben können, wird anhand der Differenzierungsvorteile, der Kostenvorteile und der Zeitvorteile erläutert.

Ein Differenzierungsvorteil ist das übersichtliche und klar definierte Angebot (Bachrach et al., 2015). Durch die standardisierten Leistungen weiß der Kunde genau, was ihn erwartet und auf welche Kosten er sich einstellen muss. In einer Arztpraxis oder einem Krankenhaus sind diese Aspekte nicht vorhersehbar. Zusätzlich bilden die Öffnungszeiten eine Differenzierung, denn auch abends und am Wochenende, wenn klassische Arztpraxen geschlossen sind, bieten die „retail clinics" ihre Dienste an (Gerste, 2007).

In den USA sind die „retail clinics" über mehrere Bundesstaaten verteilt. Das Angebot ist an den unterschiedlichen Standorten sehr ähnlich und so kann der Patient davon ausgehen, dass die Leistung an allen Standorten von vergleichbarer Qualität ist (RAND Corporation, 2016).

Eine „reatail clinic" verfügt auch über Kostenvorteile gegenüber anderen Einrichtungen, denn durch das standardisierte Angebot sind die Produkte und Dienstleistungen für den Abnehmer günstiger verglichen mit anderen Anbietern. Durch die Anbindung an beispielweise Supermärkte und einen kleinen notwendigen Raum haben „retail clinics" gesenkte laufende Kosten. Ergänzend werden die Kosten durch eine begrenzte medizinische Ausstattung gering gehalten und die Personalausgaben für einen Gesundheitspfleger sind deutlicher geringer verglichen mit einem Arzt (Mehrotra et al., 2009). Die Möglichkeit, die Leistung für einen geringen Preis anzubieten ist ein Wettbewerbsvorteil der „retail clinic". In einer Klinik oder bei einem Hausarzt würde die Behandlung zudem länger dauern und damit haben die „retail clinics" einen Zeitvorteil gegenüber den Wettbewerbern. Die Behandlung nimmt nicht viel Zeit in Anspruch. Der Ablauf folgt Standards und die Behandlung kann zum Beispiel mit einem Einkauf kombiniert werden. Der Patient kann die „retail clinic" ohne einen Termin besuchen und muss keine Wartezeit befürchten (RAND Corporation, 2016 & Terry, 2019).

5 Finanzmanagement von „retail clinics"

Das Finanzmanagement beinhaltet die Planung, Durchführung und Kontrolle Finanzierungs- und Investitionswegen. Dabei ist das Ziel, die Liquidität zu sichern und dadurch den langfristigen Unternehmenserfolg zu sichern. Bereiche des Finanzmanagements sind die Erlössystematik und die Kostenstruktur (Busse et al., 2022, S. 343).

5.1 Erlössystematik

Die Erlössystematik von „retail clinics" entspricht, wie bereits aus der Bezeichnung als Einzelhandelsklinik hervorgeht, der freien Wirtschaft und unterliegt dadurch kaum Regeln verglichen mit anderen Leistungserbringern auf dem Gesundheitsmarkt (Gerste, 2007). Die Haupteinnahmen entstehen durch die erbrachten Leistungen und die Preise für das gesamte Angebot sind, wie bereits beschrieben, transparent und vor der Behandlung festgelegt. Die Kunden zahlen ihre beanspruchte Leistung entweder selbst oder haben die Möglichkeit, die Kosten von der Krankenkasse übernehmen zu lassen, sofern sie versichert sind (RAND Corporation, 2016). Zu Beginn akzeptierten die meisten „retail clinics" keine Versicherungen, aber seit 2008 ist die Bezahlung durch die Versicherung in fast allen Einrichtungen möglich. Täglich besuchen eine „retail clinic" 10 bis 30 Personen und eine einzelne Behandlung kostet zwischen 40 und 75 US-Dollar. Bei der Einführung der „retail clinics" galt es als fraglich, ob die Einrichtungen eine effiziente Behandlung erbringen können. Aktuelle Berichte zeigen jedoch, dass die Qualität der Behandlung nicht minderwertiger als in vergleichbaren Gesundheitsstätten ist (Bachrach et al., 2015).

5.2 Kostenstruktur

Eingang kann bereits gesagt werden, dass die Kosten einer „retail clinic" im Vergleich zu einer klassischen Arztpraxis gering sind (Mehrotra et al., 2009). Dennoch gilt es, bei der

Darstellung der Kostenstruktur gemäß des Kostenmodells (vgl. Kap. 1.1) alle anfallenden Kosten von „retail clinics" zu beleuchten.

Kosten entstehen im Bereich des Personals, wobei durch das Pflegepersonal geringere Personalkosten herbeigerufen werden, als wenn Ärzte die Behandlung übernehmen würden. Den nächsten Kostenfaktor bilden die Räumlichkeiten. Die meisten „retail clinics" sind nur zwischen 14 m² und 24 m² groß und kosten vor der Eröffnung 50 000 bis 250 000 US-Dollar, wobei sie mehr als 500 000 US-Dollar pro Jahr erwirtschaften können. Die Anbindung an Supermärkte, Drogerien oder Apotheken hat ebenfalls einen kostensenkenden Einfluss und die laufenden Kosten, wie beispielsweise die Stromkosten, können je nach Standort variieren. Im Bereich der Materialkosten sind die Ausgaben gering, weil durch das minimierte und klar festgelegte Leistungsangebot die benötigten Geräte und Materialien begrenzt sind. Einen weiteren Kostenfaktor können Marketingaktivitäten und Verwaltungskosten ausmachen. Der Staat hat die Möglichkeit, die Reichweite der Kliniken einzugrenzen und hierdurch würden die Kosten in den zuletzt genannten Bereichen steigen (Bachrach et al., 2015).

6 Übertragung der „retail clinics" ins deutsche System

Bisher wurden die organisatorischen und finanziellen Aspekte von „retail clinics" erläutert. Nun geht darum zu klären, ob das Konzept in das deutsche Gesundheitssystem übertragbar ist und dabei wird besonders auf die Chancen und Schwierigkeiten eingegangen.

6.1 Chancen und Schwierigkeiten

Zunächst ist festzuhalten, dass sich das deutsche Gesundheitssystenn in grundlegenden Aspekten von dem amerikanischen unterscheidet. Das deutsche Gesundheitssystem unterliegt vom Staat regulierten Vorgaben und Gesetzen und entwickelte sich über Jahrzehnte. Die komplexen gesetzlichen Strukturen erschweren das Umsetzen von Innovationen (Busse et al., 2022, S. 2 f.)

Neben den kritisch zu betrachtenen Aspekten gibt es aber auch Chancen, die das Etablieren von „retail clinics" mit sich bringen würde. Eine wesentliche Chance ist die Entlastung von Arztpraxen und Krankenhäusern. In Deutschland müssen die Patienten oftmals über 30 Tage auf einen Arzttermin warten, vor Ort variieren die Wartezeiten und das Zeitmanagement der Versorgung ist abhängig davon, ob die Person einer gesetzlichen oder einer privaten Versicherung angehört (Süddeutsche Zeitung, 2023). Sobald Patienten mit unkomplexen Beschwerden das Angebot der „retail clinics" wahrnehmen würden, würde der Andrang auf die Arztpraxen sinken und die Ärzte hätten mehr Kapazitäten für die komplexen Erkrankungen. Außerdem profitieren die Nutzer von kürzeren bis keinen Wartezeiten. Durch die langen Öffnungszeiten der „retail clinics" würden Arztpraxen und Notaufnahmen von Krankenhäusern in einem großen Zeitraum entlastet werden und zudem sind „retail clinics" kostensparend in der Unterhaltung (RAND Corporation, 2016). Die gesamte medizinische Versorgung könnte flächendeckender gesichert werden, denn vor allem auf dem Land gibt es Engpässe in der ambulanten Versorgung. Bis 2040 mangelt es in Deutschland jährlich an ungefähr 2 500 Ärzten, um den gegenwärtigen Versorgungszustand aufrecht erhalten zu können (Deutsches Ärzteblatt, 2024). Für dieses Problem könnten die „retail clinics" eine ernstzunehmende Lösung bieten.

Zusatzlich könnte die Bevölkerung durch die „retail clinics" Präventionsmaßnahmen stärker nutzen. Die Barrieren für die Nutzung des Gesundheitsangebotes sind gering und der Bevölkerung würde es leichter gemacht werden, sich vor dem Entstehen einer Erkrankung um die eigene Gesundheit zu kümmern. Dies liegt vor allem daran, dass es keine Wartezeiten gibt und das Preis-Leistungsangebot gut ist. So können die Menschen sich ohne Termin impfen lassen, benötigte Medikamente anfordern oder eine Vorsorgeuntersuchung durchführen lassen (RAND Corporation, 2016).

Allerdings stehen den Chancen auch Schwierigkeiten gegenüber. Eine Schwierigkeit besteht in der rechtlichen Situation. Innerhalb Deutschlands erfolgt die ambulante medizinische Versorgung durch einen niedergelassenen Arzt (Busse et al., S. 2). Seit 2020 regelt das Pflegeberufegesetz, welches das Krankenpflegegesetz und das Altenpflegegesetz ablöste, welche Lehrinhalte innerhalb der generalisierten Ausbildung gelehrt werden müssen und welche Aufgaben zum dem Pflegeberuf zählen (Bundesministerium für Gesundheit, 2024b). Gegenwärtig dürften die sogenannten „nurse practitioners" aus dem amerikanischen System also in Deutschland nicht alle Aufgaben innerhalb einer „retail clinic" übernehmen beziehungsweise es wäre eine Gesetzesänderung notwendig.

Die kassenärztlichen Vereinigungen sichern in Deutschland die ambulante Versorgung und übernehmen die Bedarfsplanung, sodass es weder zu einer Unter- noch zu einer Überversorgung kommt (Busse et al., S. 488). Wäre die rechtliche Lage geklärt und „retail clinics" dürften einen Teil der ambulanten Versorgung übernehmen, dann gäbe es trotzdem die Schwierigkeit, dass es den kassenärztlichen Vereinigungen nicht mehr möglich wäre, übergeordnet die Bedarfsplanung zu übernehmen. Dies läge vorwiegend an dem

Aspekt, dass „retail clinics" ohne Anmeldung und Registrierung als Unternehmen gemäß einer freien Marktwirtschaft besucht werden (Gerste, 2007).

Außerdem sind „retail clinics" gegenteilig zu der steigenden Entwicklung der medizinischen Versorgungszentren in Deutschland. In den Zentren sind Kooperationen möglich und die Patienten finden mehrere Fachrichtungen in einem Zentrum, wobei die Leistungsfinanzierung über die gesetzliche und private Krankenversicherung läuft (Busse et al., S. 343). Durch „retail clinics", in die der Patient jederzeit ein- und ausgehen kann und die beanspruchte Leistung direkt selber bezahlt, wäre zu erwarten, dass die Nachverfolgung und Bedarfsplanung erschwert werden würde und dadurch Transparenz verloren ginge.

Nach der Gegenüberstellung der Schwierigkeiten und Chancen fällt auf, dass es für beide Seiten starke Argumente gibt. Die Gesundheitssysteme in den USA und Deutschland unterscheiden sich von Grund auf. Dadurch wird erwartet, dass eine Übertragung des Konzeptes der „retail clinics" in das deutsche System viel Zeit und Kosten beanspruchen würde und Teile der Bevölkerung durch die neuen Strukturen und notwendige Umgewöhnung Unzufriedenheit äußern würden. Zum aktuellen Zeitpunkt erscheint die Überführung als theoretisch umsetzbar, jedoch in der Praxis nicht realistisch.

6.2 Akteure und Motive

Nach der Darstellung der Chancen und Herausforderungen der Übertragung des Konzeptes der „retail clinic" in das deutsche System wird nun betrachtet, welche Akteure aus welchen Gründen interessiert an der Einführung des Systems sein könnten.

Für Arztpraxen und Krankenhäuser würde die Einführung bedeuten, dass mehr Zeit für die Behandlung von komplexen und schwerwiegenden Behandlungen bliebe. Die unkompilzierten und kleineren, akuten Fälle würden durch die „retail clinics" versorgt werden. So könnten Arztpraxen und Krankenhäuser ihre Strukturen an eine effektivere Behandlung komplexer Angelegenheiten anpassen und durch das spezifizierte Aufgabenfeld die Qualität der Behandlung steigern. Für das Pflegepersonal würde die Eröffnung von „retail clinics" das Schaffen von zahlreichen neuen Arbeitsplätzen bedeuten. Zusätzlich könnten sie in den „retail clinics" selbstständig arbeiten und mehr Verantwortung bei der medizinischen Versorgung übernehmen. Ein weiterer interessierter Akteur könnten die Apotheker sein sein. Das Fachpersonal in deutschen Apotheken erfüllt dezeitig einen wichtigen Teil in der Beratung von erkrankten Personen sowie Personen, die präventiv handeln wollen (Bundesapothekenkammer, 2016). Durch die Einführung von „retail clinics" in Anbindung an Apotheken könnten diese ihr Leistungsangebot erweitern beziehungsweise durch die Erlaubnis zum Ausführen medizinischer Tätigkeiten noch weiter an die Kundenbedürfnisse anpassen. Damit einhergehen würde, dass die Bevölkerung an den Standorten, wo eine Apotheke und eine „retail clinic" zusammenliegen, eine Untersuchung inklusive der Beratung und auch die Verordnung, Aushändigung und Verabreichung von den benötigten Medikamenten bekommen könnte. Zuletzt bilden Einzelhandelsunternehmen eine mögliche Interessengruppe. Der Gesundheitsmarkt ist ein großer und wichtiger Wirtschaftsbereich (Bundesministerium für Gesundheit, 2024a). Durch die Eröffnung von „retail clinics" in Kaufhäusern und Supermärkten, würden die Betreiber der Einzelhandelsunternehmen ihre Gewinne steigern und die Wirtschaftskraft ausbauen. Die Darstellung der Interessengruppen und der verschiedenen Motive unterstreicht die Annahme, dass es weitreichende Unterstützung bei der Einführung gäbe (vgl. Kap. 6.1).

6.3 Vergleichbare Konzepte in Deutschland?

Die grundsätzlich unterschiedlichen Gesundheitssysteme in den USA und Deutschland zeigen bereits, dass das System der „retail clinics" in Deutschland gegenwärtig nicht zu finden ist. Allerdings gibt es in Deutschland das VERAH-Programm (Versorgungsassistenz in der Hausarztpraxis), welches die Hausärzte entlasten sollen und damit ähnliche Ziele, wie eine „retail clinic" verfolgt. Das Programm ist eine Weiterbildungsmöglichkeit für medizinische Fachangestellte, die dann entsprechende Tätigkeiten ausüben dürfen, die den Arzt entlasten und eine optimale Patientenversorgung sicherstellen. So stellen die Absolventen eine wichtige Schnittstelle zwischen dem Arzt, den Patienten und den Kommunikationsinstrumenten dar und dürfen in Absprache mit dem Arzt kleinere Behandlungen eingeständig durchführen (Institut für Hausärztliche Fortbildung, 2024).

Was zudem immer wieder zu finden ist, sind Arztpraxen innerhalb von Einkaufszentren. Im Phoenixcenter Hamburg-Harburg beispielsweise sind unter anderem eine Allgemeinmedizinerin, eine Augenärztin, eine Hals-Nasen-Ohren Praxis und eine Zahnarztpraxis angesiedelt. Den Patienten bietet sich so die Möglichkeit, den Arztbesuch mit einem Einkauf zu verbinden. Die Praxen sind allerdings für sich geschlossene Einheiten und innerhalb der Praxen ist die Organisation wie in klassischen deutschen Arztpraxen zu erwarten (Phoenix-Center Hamburg-Harburg, o. J.). Eine Umfrage des Meinungsforschungsinstituts Civey ergab, dass 44,2 % der befragten Ärzte sich vorstellen können, eine Praxis innerhalb eines Shopping-Centers oder Geschäftshauses zu eröffnen. Für 42,8 % sind die Lage und Erreichbarkeit der Praxis ein entscheidendes Kriterium (Finanzwelt, 2020).

7 Literaturverzeichnis

Bachrach, D., Frohlich, J., Garcimonde, A. & Nevitt, K. (2015). *Building a culture of health. The Value Proposition of retail clinics.* Zugriff am 26.03.2024. Verfügbar unter: https://www.manatt.com/uploadedfiles/content/5_insights/white_papers/retail_clinic_rwjf.pdf

Bundesapothekenkammer (Hrsg.). (2016). *Das Berufsbild der Apothekerin und des Apothekers.* Zugriff am 26.03.2024. Verfügbar unter: https://www.abda.de/fileadmin/user_upload/assets/Ausbildung_Studium_Beruf/Berufsbild_BAK-MV_16_06_16.pdf

Bundesministerium für Gesundheit (Hrsg.). (2024a). *Bedeutung der Gesundheitswirtschaft.* Zugriff am 26.03.2024. Verfügbar unter: https://www.bundesgesundheitsministerium.de/themen/gesundheitswesen/gesundheitswirtschaft/bedeutung-der-gesundheitswirtschaft

Bundesministerium für Gesundheit (Hrsg.). (2024b). *Pflegeberufegesetz.* Zugriff am 26.03.2024. Verfügbar unter: https://www.bundesgesundheitsministerium.de/pflegeberufegesetz

Busse, R., Schreyögg, J. & Stargardt, T. (Hrsg.). (2022). *Management im Gesundheitswesen* (5. Aufl.). Berlin: Springer-Verlag.

Deutsches Ärzteblatt (Hrsg.). (2024). *Ambulante Versorgung: Ohne ausländische Ärzte und Anreize für Niedergelassene wird es eng.* Zugriff am 26.03.2024. Verfügbar unter: https://www.aerzteblatt.de/nachrichten/149311/Ambulante-Versorgung-Ohne-auslaendische-Aerzte-und-Anreize-fuer-Niedergelassene-wird-es-eng

Duden (Hrsg.). (2024). *Definition Kunde.* Zugriff am 26.03.2024. Verfügbar unter: https://www.duden.de/suchen/dudenonline/Kunde

Finanzwelt (Hrsg.). (2020). *Ärzte sind an Shopping-Centern interessiert.* Zugriff am 26.03.2024. Verfügbar unter: https://www.finanzwelt.de/post/aerzte-sind-an-shopping-centern-interessiert

Gerste, R. (2007). Retail Health Clinics: Medizin aus dem Supermarkt. *Deutsches Ärzteblatt 104*(40). Zugriff am 26.03.2024. Verfügbar unter: https://www.aerzteblatt.de/archiv/57122/Retail-Health-Clinics-Medizin-aus-dem-Supermarkt

Institut für Hausärztliche Fortbildung (Hrsg.). (2024). *VERAH [Versorgungsassistenz in der Hausarztpraxis].* Zugriff am 26.03.2024. Verfügbar unter: https://www.verah.de

Kassenärztliche Bundesvereinigung (Hrsg.). (2024). *Kooperationen – Praxisgemein-schaft.* Zugriff am 26.03.2024. Verfügbar unter: https://www.kbv.de/html/praxisge-meinschaften.php

Mehrotra, A., Liu, H., Adams, J. L., Wang, M. C., Lave, J. R., Thygeson, N. M., Solberg, L. I., & McGlynn, E. A. (2009). Comparing costs and quality of care at retail clinics with that of other medical settings for 3 common illnesses. *Annals of internal medicine, 151*(5), 321–328. doi.org/10.7326/0003-4819-151-5-200909010-00006

Phoenix-Center Hamburg-Harburg (Hrsg.). (o. J.). *Ärztehaus.* Zugriff am 26.03.2024. Verfügbar unter: https://www.phoenix-center-harburg.de/services/aerztehaus-s10696/

RAND Corporation (Hrsg.) (2016). *The Evolving Role of Retail Clinics.* Zugriff am 26.03.2024. Verfügbar unter: https://www.rand.org/pubs/research_briefs/RB9491-2.html

Süddeutsche Zeitung (Hrsg.). (2023). *Patientenschützer kritisieren lange Wartezeiten bei Kassenpatienten.* Zugriff am 26.03.2024. Verfügbar unter: https://www.sueddeut-sche.de/gesundheit/krankenkassen-arzttermin-wartezeit-patienten-1.5889719

The American Dream (Hrsg.). (o. J.). *Gesundheitssystem in den USA.* Zugriff am 26.03.2024. Verfügbar unter: https://www.americandream.de/gesundheitssystem-in-den-usa/

Terry, K. (2019). *How to compete with retail clinics* (Medical Economics, Hrsg.). Zugriff am 26.03.2024. Verfügbar unter: https://www.medicaleconomics.com/view/how-compete-retail-clinics

8   Abbildungsverzeichnis

Abb 1. Vereinfachte Struktur von Geschäftsmodellen 3

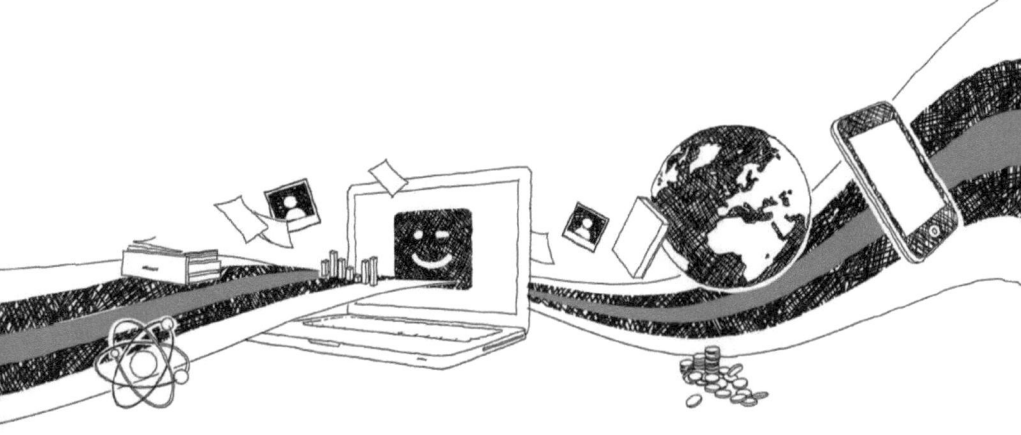
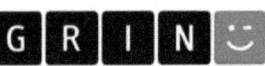